アスク セレクション④

トラウマ
と依存症

脳に
何が起きている？

監修
友田明美　廣中直行

アスク・ヒューマン・ケア

構成　アスク・ヒューマン・ケア
イラスト　森のくじら
表紙デザイン　荒田ゆり子

はじめに

過酷な子ども時代を生きのびる——
そのとき、私たちの脳の中では、いったい何が起きているのでしょうか。
虐待によって、脳のどの部位がどのように傷つくのか、研究を通して驚くべき実態が明らかになっています。

脳にこうした負荷がかかることは、さまざまな問題の背景となり、生き方を困難にします。
依存症のリスクも、そのひとつ。アルコール・薬物などに依存するのは「快感に溺れている」状態と思われがちですが、それが事実ではないことがわかってきています。
脳内のシステムにいったい何が起きているのでしょうか。

虐待によって傷つく脳。
アルコール・薬物・ギャンブルなどに依存する脳。
そして回復とは？
傷の連鎖を防ぐためには？
——２人の専門家をガイド役に、探っていきましょう。

アスク・ヒューマン・ケア

も・く・じ

PART 1
虐待によって脳のどこが傷つくの？…5

PART 2
過剰適応した脳に何が起きている？…17

PART 3
なぜ脳は依存してしまうのだろう？…27

PART 4
依存の進行としらふになった脳…39

PART 5
トラウマの連鎖を防ぐために…49

エピローグ
傷ついた脳は回復できるのか？…61

友田明美先生からのメッセージ…68
廣中直行先生からのメッセージ…69
この本に出てくる脳の部位…70

PART 1
虐待によって脳のどこが傷つくの？

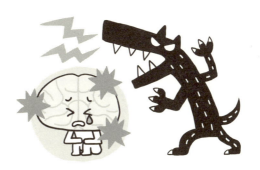

【監修 友田明美】

子ども時代の過酷な体験は、脳にどんな影響を及ぼすのか？　近年の研究によって、具体的にわかってきました。
たとえば、言葉による虐待と、体罰とでは、「脳の傷つき方」に違いがあるというのです。
＊
いったい、どういうこと？　くわしく知りたい……。
編集者は、福井大学子どものこころの発達研究センター教授・友田明美先生の研究室を訪ねました。

　友田先生の研究室を訪れた編集者、さっそくノートを広げて取材を始めようとしました。すると先生はパソコンのモニター前に座るよう手招きしながら、こんな一言。
「すごくオタクな研究ですよ」

　え？　意味がつかめず一瞬まごつきましたが、次々とモニターに映し出される情報の量に圧倒されながら説明を聞くうちに、わかってきました。
　これは、途方もなく地道で繊細で、忍耐のいる作業から得られた研究成果なのです。
　何しろその第一段階からして、総勢2000人に及ぶ人たちから、1人につき3日をかけて体験を聞き取り、さまざまな虐待を受けた経験の有無をスケール化していくことから始まっているのですから！

PART1 | 虐待によって脳のどこが傷つくの？

🩶「子どもの頃の思い出を話して」

このプロジェクトが始まった舞台は、アメリカの大学です。

キャンパスの学生たちに「子どもの頃の思い出を話して」と協力を呼びかけました。あわせて、一般市民を対象にした調査も行なわれました。

友田先生は2003年から約3年間、ハーバード大学精神科でタイチャー博士らとともにこの研究に従事したのです。

まずは応募してくれた554名の学生から体験を聞き取り、「子ども時代に性的虐待を受け、他の種類の虐待は受けていない」女子学生23名を選び出しました。

また一般市民1,455名から「親からの暴言を経験し、他の種類の虐待は受けていない」男女21名を、また「深刻な体罰を経験し、他の種類の虐待は受けていない」男女23名をピックアップ。

その上で、それぞれ環境などの条件をそろえた対照グループを設定し、脳の画像のどこにどのような違いが見られるかを調べていったのです。

友田先生は帰国後もほぼ毎月、共同研究の日本側代表として日米間を行き来しつつ、データの解析を続けたそうです。

どうしてここまで大変な手順が必要だったのでしょうか？

2000年頃にはすでに、子ども時代に虐待を受けてトラウマ症状に苦しむ人の脳で、記憶形成にかかわる「海馬」という場所に萎縮や血流障害が見られることが報告されていました。また、危険や恐怖などの警告信号を出す「扁桃体」や、

7

意思決定を行なう「前頭前野」にも、異変が見られることがわかっていました。
「そうした人たちはおそらく、数々の虐待を経験してきています。性的虐待を経験している人は、言葉による虐待も受けているかもしれない。身体的暴力の中で育った人は、父親から母親へのDVも目撃しているかもしれません」
　だからこそ、脳に及ぼす影響を解明するには、それぞれの虐待ごとに分けて調べていく必要があったのです。
　その研究によって得られた結果は驚くべきものでした。

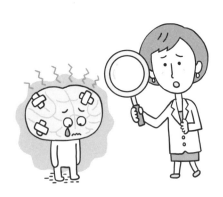

💟性的虐待──「視覚野」が悲鳴をあげる

　子ども時代に性的虐待を受けた人は、大脳皮質の後頭葉にある「視覚野」の容積が明らかに減少していました。中でも特に影響が大きいのは、11歳以前に受けた性的虐待の体験でした。

PART1 | 虐待によって脳のどこが傷つくの？

　視覚野の容積が小さくなるというのは、つまり視力が悪くなっているということ……？
「そうではないんです」
　友田先生は説明を始めました。

　視覚野はそもそも「目の前のものを見る」だけでなく、ビジュアルな記憶の形成と強くかかわっているのでした。そのため、視覚野の容積減少は「視覚的なメモリ容量の減少」につながっている可能性があるといいます。
　性的虐待による影響が特に目立つのは、視覚野の中でも顔の認知などにかかわる「**紡錘状回**」という場所です。対照群より平均18％も小さくなっていました。
　また、脳は右半球と左半球からなっていますが、そのうち左の視覚野で影響が際立っていることがわかりました。
　これは何を意味するのでしょうか？

　右の視覚野は物の全体像をとらえる働きをし、左は細部をとらえる働きをしています。
「性的虐待を受けた人の脳で左の視覚野が小さくなっているのは、詳細な画像を見ないですむように無意識下の適応が行なわれたのかもしれません」
　この場所では、視覚的な感情処理も行なわれていて、いやな出来事が終わっても、それを視覚的に想起するたび活性化するのだといいます。
　ここが小さくなっているということは、なんだか視覚野が、か細い悲鳴をあげているかのような気がしてきます……。

9

🩶 ソフトではなくハードが傷つく

　視覚野以外にも、性的虐待の影響が目につく脳の場所がいくつか見つかりました。その場所は、虐待を受けた年齢によって異なることがわかったのです。

　記憶と情動にかかわる「**海馬**」は、3～5歳の虐待で重大な影響を受けていました。

　左右の脳の情報をつなぐ「**脳梁**（のうりょう）」は、9～10歳の虐待による影響が大きく見られた場所です。

　意思決定を行なう「**前頭前野**」は、14～15歳頃の虐待による影響が目立ちました。

「私たちの脳は一度にできあがるわけではなく、お母さんのお腹にいるときから思春期頃まで、時間をかけて育っていきます。領域ごとに『育ちざかりの時期』があって、それは同時に、ストレスによる影響を受けやすい『感受性期』でもあるんです」

　そのために、虐待の時期による影響の違いが出てくるのでした。

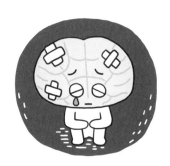

友田先生は、続けて大切なことを口にしました。

「心の傷と言いますけど、実際には心というソフトウエアというよりも、脳というハードウエアが傷つくんです」

　過酷な子ども時代をすごしたことによる影響として、自分が大切に思えなかったり、人が信じられないなど、いわゆる「心のあり方」が問題にされますが、その背景として、虐待がまさに「脳を傷つける」ことをこの研究は実証したのです。

🦷親からの暴言──「聴覚野」への重荷

　続いて、言葉による虐待の影響を見てみましょう。
「親はあなたに大声をあげましたか？」
「親はあなたをののしりましたか？」
「あなたがバカで、ガキのようにふるまっていると親は言いましたか？」
「あなたが無能で無価値だと親は言いましたか？」
　これは、18歳以前に親から受けた暴言の程度をスコア化するためのシートに並んでいる質問です。全部で15項目について、母親と父親それぞれ「一度もない」「毎月」「毎週」「週に2～3回」など、頻度とともにチェックしてもらいます。
　こうして、言葉による虐待を受けた人たちと、対照グループとで、脳の容積の違いを調べました。

　影響が明らかだったのは、大脳皮質の側頭葉にある「聴覚野」です。中でも、左脳の聴覚野の一部である「上側頭回」の容積が平均14.1％も増加していることがわかりました。そして、暴言の程度が深刻であるほど、容積の増加は大き

かったのです。

　この場所には、ウェルニッケ野とも呼ばれる聴覚性の言語中枢があります。まさに、他人の言葉を理解したり、会話することなど、コミュニケーションの鍵となる領域なのです。

　でもここで疑問が……。

　虐待によって容積が減るのではなく、増加しているのは、いったいなぜでしょう？

「これも脳が発達していくプロセスに関係しています」
と、友田先生が説明を始めます。
「お母さんのおなかにいる胎児期から誕生あたりまでは、脳の神経細胞やシナプス（神経細胞の連絡部分）が爆発的に増加していきます。そして誕生後、一定の時期から、茂りすぎた枝の刈りこみが行なわれるのです」

　つまり、盆栽を作るようにして余分なシナプスを刈りこむことで、神経伝達を効率化していくのだと言います。
「ところが子ども時代に言葉の暴力を繰り返し浴びると、シナプスの刈りこみが進まないままになり、こみ入った枝葉が茂ったままの雑木林のような状態になってしまうんですね。人の話を聞きとったり会話したりする際に、その分、よけいな負荷がかかることが考えられます」

　なお年代別に見てみると、このような脳の影響が大きいのは、4～12歳の頃に暴言による虐待を受けた場合でした。

🩶体罰——犯罪の抑制力を失わせる

　身体的虐待はどうでしょうか？
　脳への影響が最も大きいのは、6～8歳に体験した場合で

あることがわかりました。

平手打ちや、ベルトで尻を叩くなどの「厳格な体罰」を長期かつ継続的に受けた人たちの脳では、対照グループに比べて、前頭前野の一部である「**右前頭前野内側部**」の容積が平均で19.1％も小さくなっていました。

「この部分は、感情や思考をコントロールし、犯罪の抑制力にかかわっているところなのです」

さらに集中力・意思決定・共感などにかかわる「**右前帯状回**」も、16.9％の容積減少が見られました。

物事を認知する働きを持つ「**左前頭前野背外側部**」も、14.5％減少していました。

さらにわかってきた事実があります。

厳格な体罰を受けた人は、身体から脳の視床を通って大脳皮質の感覚野に痛みを伝える「痛みの伝導路」が、細くなっているというのです。

つまり痛みに対して鈍感になるよう、適応しているということなのです。

「心に留めてほしいことがあります。ここまでの調査は病院で行なったのではなくて、社会でふつうに暮らしている人たちを対象としています。どの人も、18歳から25歳の調査時点ではPTSDを発症しているわけではなく、うつ病と診断されているわけでもありません。大学に通っていたり仕事をしていたりと、一般社会に適応しているのです。それでもトラウマの痕跡は、脳に刻まれているのです」

これだけでも十分「生きるのに大変な脳」だという気がしますが、虐待の程度がさらに深刻だったり、複数の虐待が起

きている場合はどうなるのでしょうか。

その影響は、視覚野・聴覚野・前頭前野などの「大脳新皮質」にとどまらず、もっと脳の奥、海馬や扁桃体などに障害を引き起こすことになります。

ＰＴＳＤの代表的な症状である感情の麻痺や解離、フラッシュバックは、こうした場所に関係しているのです。

言葉によるＤＶのほうが深刻？

ハーバード大との共同研究で明らかになった衝撃の事実はもうひとつあります。子ども時代に家庭内でＤＶが行なわれることによる脳への影響です。たとえば子どもの目の前で親が配偶者に暴力をふるう、あるいは夜中に怒鳴り声や物が壊れる音が聞こえてくる……このようにＤＶを見聞きすること（面前ＤＶ）による脳への影響です。

ＤＶを見聞きして育った人は、視覚野の容積が平均16％減少していました。その一方で、視覚野の血流は、8.1％増加していたのです。これはつまり、この部位が過敏・過活動になっていることを示しています。

中でも11歳〜13歳の頃にＤＶを見聞きした人で、こうした影響が際立っていました。

さらに注目すべき事実があります。

殴る・蹴るなどの身体的暴力による親のＤＶ被害を見聞きした人よりも、罵倒するなど「言葉によるＤＶ」を見聞きしてきた人のほうが、視覚野のダメージが大きかったのです。

具体的には、視覚野の一部で夢や単語の認知に関係する「舌状回」の容積が、身体的ＤＶの場合には平均で3.2％減少していたのに対して、言葉によるＤＶでは平均19.8％の

PART1 | 虐待によって脳のどこが傷つくの？

減少と、6倍にもなっていました。

　ちなみに別の調査でも、面前DVの深刻な影響が明らかになっています。アメリカのマクリーン病院において、身体的虐待・精神的虐待とトラウマ反応との関連を調べた、タイチャー博士らの研究です。

　解離症状をはじめとするトラウマ反応がもっとも重篤なのが、「面前DVと暴言による虐待」の組み合わせでした。

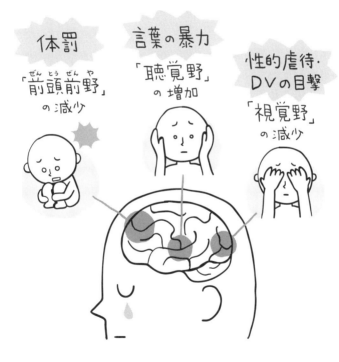

つまり、身体的虐待を受けたりネグレクトなどの虐待を受けた人よりも、親のＤＶを見聞きし、かつ自分も言葉でののしられた人のほうが、トラウマ症状が重篤だったのです。

PART 2
過剰適応した脳に何が起きている？

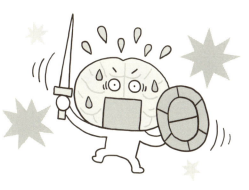

【監修 友田明美】

過酷な子ども時代を生きのびてきた人は、多かれ少なかれ、「傷ついた脳」とともに日々を暮らしていくことになります。
これはいったい、どういうことを意味するのでしょうか？

＊

引き続き、友田先生のお話を聞いてみましょう。

「ちょっとこれを見てください」

友田先生がモニターに映し出した画像を見て、編集者はショックを受けました。ＰＡＲＴ１に登場したタイチャー博士らの研究で、虐待を受けて育った人と、そうでない人との、神経回路の違いを示したものです。モノクロ画像では伝えにくいため、次ページにイラスト化してみました。

神経ネットワークが変化する

身体感覚の想起にかかわる「楔前部（けつぜんぶ）」（ここには感覚情報をもとにした自分の身体マップがあるとされます）から伸びる神経ネットワークは、虐待を受けた人のほうが非常に密になっています。

また、痛み・不快・恐怖などの体験や、食べ物や薬物への衝動にも関係する「島部（とうぶ）（島皮質（とうひしつ））」の場合も同じ。こうした情報が伝わりやすい脳になっているということでしょう。

18

PART2 | 過剰適応した脳に何が起きている？

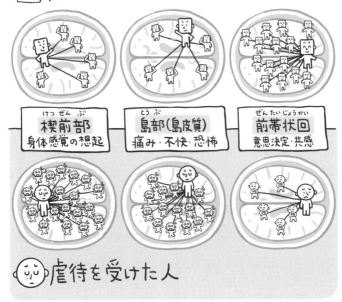

　一方で、意思決定や共感などの認知機能にかかわる「**前帯状回**」からの神経回路は、虐待なしの人はたくさん伸びているのに対し、虐待を受けた人はスカスカの状態なのです。

♥過酷な中を生きのびたあかし

　ここまでの話を聞いて、編集者の心に浮かんだのは、
「ひどい目にあってきたから、脳がこわされてしまったのか!?」
という暗澹たる思いでした。
「いいえ、それは違うんです」

友田先生は即座に訂正しました。
「脳の変化は、過酷な状況の中でもなんとか適応して生きてきた、そのあかしだと思います」

　視覚、聴覚、身体感覚などにかかわる部分が過剰に活動しているのは、外界の刺激に対して敏感になっていることを示しています。周囲の世界があたかも戦場のように、いつ何が起きるかわからないとしたら、こうした敏感さが必要になるでしょう。
　身体的虐待を受けて育った人の「痛みの伝導路」が細くなっているのも、痛みを感じにくくすることで自分を守ろうとしたのに違いありません。
　深刻な虐待を体験した人では恐怖をつかさどる扁桃体が過活動になりますが、これも常に警戒して危険に備えておくためでしょう。
「虐待を受けた人では性的な行動が早くから始まる傾向があります。危険に満ちた世界の中を生きのびて、少しでも子孫を残せるように……という適応ではないかと思うんです。ただし、そうした過剰適応の結果、さまざまな無理が生じて、生きづらさになるんですよね」

🤍短期的には有利でも長期的には不利に

　そのひとつの例が、情動記憶の形成にかかわる海馬の萎縮です。
　虐待などのストレスを受けると、そのダメージから回復するためのホルモンが分泌されます。抗炎症反応を持つ薬としても知られている「コルチゾール」です。

けれどもあまりに多量のコルチゾールにさらされると、神経細胞が変形したり破壊されてしまいます。特にダメージを受けやすいのが、コルチゾールの受容体がたくさんある海馬なのです。

さらに、こんな影響も生じます。
常に警戒していて扁桃体の興奮状態が続くと、キンドリング現象と呼ばれるものが起きます。これは、神経細胞が何度も刺激にさらされることで、少しの刺激でも反応が起きるようになっていくしくみです。
わかりやすく言えば、繰り返しのストレス体験によって、ストレスに弱い脳になっていく……ということです。
このキンドリング現象は、幼い脳ほど起こりやすいことがわかっています。
世間では「逆境に耐えていれば精神は強くなる」といった考え方があるかもしれませんが、脳からいえば、まったく逆なのです。

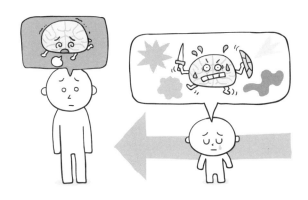

こうして、短期的に見れば生きのびるために不可欠な反応が、長期的にはさまざまな困難や不都合を引き起こすことになります。過剰適応によって緊張や警戒感が続いたり、刺激やストレスに反応しやすいといった「脳の特性」は、生きづらさにもつながります。このしんどさをアルコールや薬物の酔いで麻痺させて乗りきろうとすれば、依存のリスクが高くなります。

「大人になってからの、アルコール・薬物依存症、うつ病、摂食障害、自傷など精神的な問題の原因の少なくとも一部は、子ども時代の脳の発達段階で負荷がかかったことにあると言えるでしょう」

　さらに友田先生は付け加えます。

「依存症でもうつ病でも、背景にトラウマがあるケースは、そうでないケースに比べて発症年齢が低く、多重の診断が多くて重症になりやすく、初期治療への反応がよくないことがわかっています。この違いにきちんと気づいて、トラウマへの対応を行なうことが必要ではないでしょうか」

♥ダメージは遅れてやってくる

　ＰＡＲＴ１でご紹介した学生や市民を対象とした調査は、いずれも大人になった時点での脳を見ています。

　これは忘れてはならない大事なポイントです。

　虐待を受けたそのときに脳が変化するわけではありません。影響はとてもゆっくりと、時間差で現われるのです。

　こんな動物実験があります。

　子どものラットを生後２日から２０日目まで毎日４時間、

母ラットから隔離してストレスを与えます。すると海馬の発達が阻害されるのですが、これはのちにラットが「成人」する頃になって、初めて明らかになる現象だそうです。

「人間の場合でも、ストレスは、海馬に対してゆっくりと少しずつ影響を及ぼします。子ども時代の虐待による脳への影響は、思春期前後になってから現われてくると考えられます」

だからこそ、少しでも早く虐待を発見し、子どもをそこから救出することが大切だ——と友田先生は強調します。

ADHDと愛着障害

もうひとつ、先生が行なった興味深い研究を紹介しておきましょう。

ADHD（注意欠如・多動症）を持つ子どもと、愛着障害の子ども、そして定型発達の子どもについて、脳の活性化を比較した調査です。

ADHDと愛着障害は混同されることも多いので、まずは整理しておきましょう。

ADHDは、脳の特性による発達障がい（神経発達症）のひとつです。ただし、発達障がいを持たない「定型発達」の子どもとの間に明確な線引きがあるわけではなく、むしろ、どんな人にも多かれ少なかれ発達の凸凹があります。その凸凹が大きくて、現状の社会環境（たとえば学校生活など）に適応するのが難しい場合に、発達障がいと診断されます。

一方、愛着障害はまったく別次元のものです。養育者との愛着関係がうまく形成されないことによる障害で、不適切な養育が続いたことがその背景にあるとされます。

23

ところが、ＡＤＨＤなど発達障がいを持つ子どもと愛着障害を抱えた子どもは、一見すると行動上で似たような特徴を示す場合がしばしばあるのです。たとえば多動傾向、不注意、気分のムラなどです。

　では、違いはどこにあるのでしょうか。
　友田先生はこんなふうに説明します。
「ＡＤＨＤの子どもの多動には、ムラがありません。言ってみれば一日中多動です。一方、愛着障害の子どもは、一日の前半は抑うつ気味で、夕方ごろになって急にスイッチが入ったかのように騒ぎ始めることがあります。また、ＡＤＨＤの子どもは周囲との関係がシンプルな傾向がありますが、愛着障害の子どもの場合は周囲との距離感が安定せず、トラブルも起きやすいです」

　さらに知っておきたいのは、大人になってからの違いだと先生は話します。
「子ども時代にＡＤＨＤと診断された人でも、多くのケースでは成長とともに症状が落ち着いていきます。成人する頃には多動症状は目立たなくなり、多少の不注意傾向は残るものの社会生活に困難が生じることは減ります。でも中には、子どもの頃の症状が成人後も改善せず、むしろ悪化しているようなケースがあります。この場合には、愛着障害の可能性も考えられます」

🤍 愛着障害があると「脳が反応しにくい」？

　ではいよいよ、調査の話です。

PART2　過剰適応した脳に何が起きている？

　この調査では、子どもたちにカード当てのゲームをしてもらいました。定型発達の子ども、ＡＤＨＤの子ども、愛着障害の子どもです。
　ゲームは2種類あり、ひとつは当たったらたくさんお小遣いがもらえます（大アタリ）。もうひとつは少しだけお小遣いがもらえます（アタリ）。
　さて、3つのグループの子どもたちは、2種類のゲームにどんな反応を示したでしょうか。

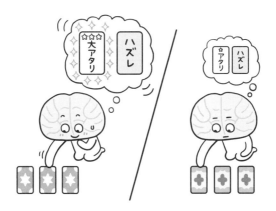

　定型発達の子どもは、小遣いが多くても少なくても、脳の報酬系が活性化しました。つまり、どんな状況下でもモチベーションが高いということです。
　ＡＤＨＤの子どもは、小遣いがたくさんもらえるゲームのときは脳の報酬系が活性化しましたが、少しの小遣いだと反応がありません。それだけ「やる気になりにくい」ということです。この子どもたちにメチルフェニデート徐放錠（コンサータ®）による薬物治療を行ない、3ヵ月以上たって症状がほぼ改善した後にゲームをやってもらったところ、少額の

25

ゲームでも活性化が見られました。

　一方、愛着障害の子どもは、小遣いの多少にかかわらず、いずれのゲームでも活性化が見られなかったのです。

「それだけ脳が反応しにくいということになります。この子どもたちは、叱るとフリーズして固まってしまい、ほめ言葉はなかなか心に響きません。周囲との関係でも、養育者や周囲で支えてくれる大人にあまり反応しなかったり、逆によく知らない相手にべったり近づいてしまうなど、安定した関係を育てるのが難しいのです。ですから低下している報酬系を活性化するためにも、一般的な子育てのとき以上に、根気よくほめてあげることが必要になるのです」

　ここで、友田先生が気になることを口にしました。

　ＡＤＨＤや愛着障害を抱えた子どもたちが「やる気になりにくい」背景には、脳の「ドーパミン機能の低下」があるというのです。

　ドーパミンといえば、薬物依存症について語るのに欠かせない神経伝達物質です。脳に快感を生じさせる「快感物質」とも呼ばれ、覚せい剤の化学構造は、このドーパミンとよく似ています。

　妙な符合に編集者は首をかしげます。

　子どもたちのやる気と、依存症……？

　そこで次のＰＡＲＴ３では、依存症研究の専門家を訪ねることにしました。

PART 3
なぜ脳は依存してしまうのだろう？

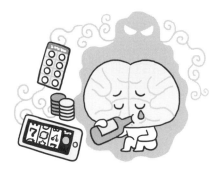

【監修 廣中直行】

虐待を受けた子どもたちの脳では「ドーパミン機能の低下」が見られ、物事に対してやる気になりにくい……という友田先生のお話。
＊
ドーパミンといえば、薬物依存を語るのに欠かせない神経伝達物質ではありませんか。
そこで編集者が次に訪ねたのは、脳と依存症についての研究者、廣中直行先生です。

　廣中直行先生は、文学部の心理学科を卒業後に医大の研究生となって博士号を取得したユニークな経歴の持ち主で、神経精神薬理学が専門です。
　薬物の効果を調べる動物の行動実験に10年ほど携わった後、理化学研究所・脳科学総合研究センターでの研究をへて、科学技術振興機構のプロジェクトに加わってから薬物依存の研究に本腰を入れることになったそうです。
　でもどうして、依存症に関心を？
「そもそも、心理学者と薬理学者を兼業しているのは、日本では異端ですが英語圏ではよくあることなんです。そして、彼らの多くが薬物依存症を研究していますよ。私の場合も、薬物によって動物の行動がどう変わるか、という研究から、依存症とはなんだろうか、という疑問へと、焦点が移っていきました」
　なるほど！
　心理学者×薬理学者＝薬物依存症の研究、という図式に編

28

集者が納得してうなずいていると、先生はさっそく本題に入って、こう切り出しました。
「依存症者というのは、快楽に溺れて快感に負けた人……みたいな世間のイメージがありますね。しかし、それは違うんですよ」

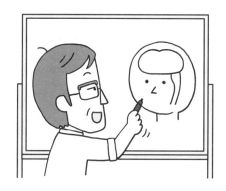

◆ ドーパミンは「快感物質」ではない？

こうして、ドーパミンについての話が始まりました。
ドーパミンは「快感物質」というイメージが強く、脳の中にあるドーパミン作動性の神経（報酬系）も、「快感神経」という別名がついています。
けれども「ドーパミン＝快感」という考え方には、次々と疑問が出されるようになったそうです。

そもそも、この考え方のもとになったのはラットの動物実験でした。
ドーパミン神経に電極を埋めこみ、レバーを押すと電気刺激が流れるようにしておきます。するとラットは、一心不乱

にレバーを押すようになります。

　コカインや覚せい剤を注入しても、ドーパミン神経が刺激されて同じ神経活動が起きます。ラットは薬物の注入を求めて、何千回もレバーを押すのです。
「これはラットが快感に酔っているのだと考えられ、ドーパミン神経は快楽を生むシステムなのだとされたのです。しかしちょっと待ってください。一心不乱に何かに駆り立てられている状態を見て、快楽を連想しますか？　私たちが気持ちよさを感じているとき、むしろぼうっとしているのではないでしょうか」

　廣中先生は、「ドーパミン＝快感」という考え方は何かが違うと、証拠を挙げて説明していきます。

　証拠、その１。
　実験では、ラットが自分からコカインを求めているときはドーパミン神経からドーパミンがたくさん放出されたのですが、強制的にコカインを注射するとドーパミンの放出は少なかったということ。

　証拠、その２。
　ラットがエサや発情したメスを目にしたときはドーパミンが盛んに放出されましたが、それを実際に手に入れると、ドーパミン量は減るのが判明したこと。

　さらに不思議な証拠、その３。
　ラットの尻尾をピンセットでつまんでも、ドーパミン神経が活動したのです。つまり快感どころか、いやな思いをしているときにもドーパミンが出たということ。

PART3 | なぜ脳は依存してしまうのだろう？

「ということは、この神経系は、何か目立つものに対して反応しているようだ、ということがわかってきました」

いいことが起きそうな予測、いいものを手に入れるぞという高揚感、いったい何が起きたのか確認すべき事態……。

ドーパミン神経は、自分の周囲に注目すべきものがあることを教えて、そこへ向かって行動するように、ガイドしているのだというのです。

「さらにドーパミンは、身体を動かすシステムとも直接かかわっています。ドーパミン神経は、よりよく生きるための目標に向けて、私たちを動かすエンジンのようなものです」

◆ トラウマから依存への距離

ドーパミン神経というのは、脳のどこにあるのでしょうか。

廣中先生はこんなふうに説明してくれました。

「私たち人間の脳はグレープフルーツぐらいの大きさです。そのちょうど真ん中に、さくらんぼが２つ左右に並んでいると思ってください。それが**腹側被蓋野**といって、ドーパミン神経の出発点です。ここから左右に４センチぐらいの神経細胞の束が伸びて、ゴールが**側坐核**。ここからドーパミンが放出されます」

私たちの行動のエンジンは、わずか４センチの長さの神経細胞に秘められているのか……などと感慨にふけりそうになりますが、そんな場合ではありません。

依存性薬物が脳内に入ると、この大切なシステムをのっとってしまうのです

31

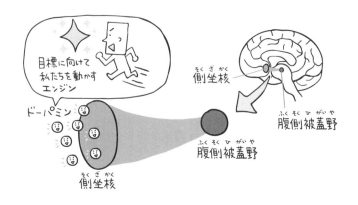

　コカインや覚せい剤は、側坐核から放出されるドーパミンを増やします。
　モルヒネやヘロインは、起点である腹側被蓋野の活動を強めることで、結果的にドーパミンを増やします。
　こうして、実際は目標がないのに、ただ駆り立てられているような状態が起きることになるのです。

　動物実験では、こんなことがわかっています。
　何度も闘争に負けたマウスは側坐核からドーパミンが出やすくなり、コカインを与えると短期間で依存に陥ります。さらに、敗北体験をさせたマウスは痛みを感じやすく、モルヒネ依存に陥りやすくなります。
「つまり、こうしたつらい体験は、依存の背景になるということです」
　扁桃体や海馬はドーパミンを出す側坐核の働きを調節する役目も持っています。そして今まで見てきたとおり、この２つの場所はトラウマによる影響を受けやすいのです。

◆ アルコールは「どこにでも作用する」

ここまではコカイン・覚せい剤・モルヒネなどの話でしたが、日常でとても身近な薬物であるアルコールはどうなのでしょうか？
「今まで登場した薬物と比べると、アルコールの分子はとても小さいんですよ。言ってみれば、脳の隙間からどこにでも入っていって、さまざまな作用を及ぼすのです」
そもそも、複雑な構造に合成された化学物質のほうが作用は単純で、原始的でシンプルな構造の物質ほど作用を特定しにくいのだ——と廣中先生は解説します。

コカインや覚せい剤はドーパミンの受容体に結合し、ニコチンはアセチルコリンの受容体に結合する……というように、それぞれ対応する受容体があるからこそ神経細胞の働きに影響を及ぼすのですが、アルコールには、決まった受容体がありません。
「だから研究者がどこに焦点を当てるかで、作用を説明するストーリーがまったく変わってくるんです。アルコールも最終的には脳内でドーパミンを増やすのだ、と近頃よく言われますが、これはごく片隅の話にすぎません。全体から見れば、アルコールの主な作用点は**扁桃体**です」

◆ 扁桃体の過剰な興奮をしずめる

扁桃体の周辺に非常に多く分布する２つの神経伝達物質、ＧＡＢＡとグルタミン酸への作用が、アルコールの働きの中

心だと廣中先生は言います。

「この２つの物質は、きょうだいみたいによく似ていて、ＧＡＢＡはグルタミン酸から作られます。ところが働きは正反対で、グルタミン酸が神経細胞の活動を強めるアクセルだとすれば、ＧＡＢＡはブレーキです」

アルコールは、グルタミン酸＝アクセルの働きを抑え、ＧＡＢＡ＝ブレーキの働きを強めます。

するとどうなるでしょうか？

扁桃体を興奮させていた、不安や恐怖などが抑えられます。そして、鎮静、催眠といった効果が現われるのです。

ここで思い出してほしいのが、ＰＡＲＴ２で登場した話。

トラウマを抱えた人は、常に警戒して危険に備えておくために、扁桃体が過活動状態になっています。アルコールは、この状態をしずめてくれるというわけです。

◆ギャンブルやゲームへの依存

脳科学で依存症の研究といえば長いこと、コカイン・覚せい剤・ヘロインなどの薬物が中心だったと廣中先生は話します。

「このごろではアルコールの研究が増えましたが、まだ発展途上の分野と言えますね。さらに、ここに来て新しいトレンドが生まれています。ギャンブルやゲームへの依存をどう説明するのか、ということへの関心です」

金銭に対して人の側坐核が活動することが確かめられ、ここから放出されるドーパミンがギャンブルへの依存を引き起

こすのでは——という説も出されました。

　けれどそこには、疑問符がついています。

　ひとつは、こうやって生活の中で放出されたドーパミンが、薬物によって叩き出されたものと同じように依存を作り出すだろうか、ということ。もうひとつは、ギャンブルに金銭がからむのは確かだが、果たして金銭を得ることが第一目的だろうか、ということです。

「かつては依存症について、覚せい剤のような『巨悪』が脳をのっとるのだ、というイメージが共有されやすかったのですが、今はこうしたシンプルな説明が通りにくくなったとも言えます」

　ギャンブル、ゲーム、浪費などの行動嗜癖が出てきたことで、依存を引き起こす「悪役」の存在が想定しにくくなり、説明が簡単ではなくなりました。

「おかげで話がややこしくなって、どうしてくれるんだ！ということじゃありませんよ」

　先生はいたずらっぽく笑います。

　なぜならこれは、新たな次元へと視点を広げるチャンスでもあるからです。

◆「欲求の脳」「制御の脳」

　一昔前まで、脳の研究といえば、「この作業をしているときは、脳のこの部分が、こう活動している」というように特定の場所だけにスポットを当てるものでした。

　今ではさらに進んで、脳内のいろいろな場所同士の連絡がどのように行なわれているか、という全体のシステムを分析

する研究が盛んになっているといいます。

　廣中先生は、この全体のシステムを「欲求の脳」「制御の脳」に分けて説明します。
「欲求の脳」は、ドーパミン神経など報酬系に加え、海馬や扁桃体が瞬時に発する快・不快の信号によって、パッと行動を起こさせたり、状況判断や意思決定に影響を与えます。いわばボトムアップのシステムです。
　これに対して**「制御の脳」**は、前頭前野を中心にして、トップダウンで意識的に行動を決定するシステムです。
「欲求の脳を、快を手に入れようとする『報酬系』と不快を避けようとする『不安・恐怖系』に分けて、『制御系』とともに３つの神経回路で説明する考え方もあります。でも私としては、２つに分ける考え方がスッキリして好みです。不安・恐怖から逃げることも、よりよく生きようとする欲求にもとづくものですから」

　さて、話は行動嗜癖に戻ります。
　ギャンブルやゲームなどの行動嗜癖は、制御の脳のシステムに問題が生じている状態ではないか、というのが先生の立てている仮説です。それは、他の依存症にも一部当てはまる話かもしれません。
　制御の脳は文字通り、ボトムアップの欲求を制御して、たとえば将来を考えて「今はこうすべきだ」「こうすべきではない」といった判断を行ないます。
　だとすると、制御の脳がうまく働いていない＝「自制心がない」とか「意志が弱い」ということ？

PART3 | なぜ脳は依存してしまうのだろう？

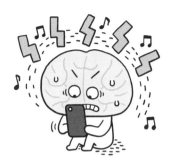

「そうではないのです。つらい気分をなんとかしようとゲームに没頭するのも、ある意味での『制御』です。ギャンブルで、負けた分を取り返すぞ！　と熱くなるのも、状況を必死に制御しようとしているわけです。いずれも、意識的なトップダウンです」

な、なるほど！

脳の回路は、私たちが生きていくために、まじめに仕事をしているのです。ところがそのシステムが、どうも違う方向へ働いてしまう……。

◆苦しさへの対処

制御の脳では、島皮質（島部）や前帯状皮質（前帯状回）といった場所も重要な役割を果たしています。
「島皮質というのは不思議な場所で、『皮質』なのに表からは見えないところにあるんです。中のほうにくるんと巻きこまれてしまったんですね。その巻きこまれた先には、扁桃体があります。つまり、ここは制御の脳の中にありながら欲求の脳との橋渡しをしている可能性があります。前帯状皮質も同じく、『皮質』が中にもぐりこんで、左右の脳をつないでいる

脳梁をとりまくように広がっています。情動から認知、評価、実行まで、欲求の脳と制御の脳にまたがって、多くの機能を担っていると考えられています」

　制御の脳の本丸は、なんといっても前頭前野です。
　ここは「いつ、どこで、何のために」といった「計画と判断」を担う司令塔。そして、脳の中でもとりわけ「ゆっくり育つ」のが特徴です。小学生や中学生ではまだまだ未熟、高校を卒業する頃になってようやく「計画と判断」の能力が完成するのです。
「発育に時間がかかるということは、それだけ『傷つきやすい』ということでもあります。幼児期から大人になるまでのさまざまなストレスやトラウマ体験によって、前頭前野の『計画と判断』は微妙にズレてしまいます。制御に当たってひとつのやり方にこだわるような、とらわれも生じます」

　こうして見てくると、過酷な環境の中におかれるほど、依存への距離がぐっと縮まることがわかってきます。
「扁桃体にしてもドーパミン神経にしても、そして前頭前野にしても、しくみを考えれば考えるほど、依存のベースにあるのは快楽追求というより、むしろ苦しさへの対処ではないか、という気がしてきませんか？　物質への依存も、そしておそらく行動プロセスへの依存も、もともとあった苦しさを覆い隠し、見えなくさせているのだと思います」
　こうやって苦しさへの対処を続けた結果、依存が進行し、困ったことが起きてくるのです。

38

PART 4
依存の進行と しらふになった脳

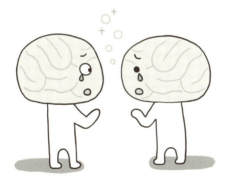

【監修 廣中直行】

依存の背景には、「快感の追求」ではなく「苦しさへの対処」があるのでは、という廣中先生のお話。
＊
依存が進行すると、脳には何が起きる？
アルコールや薬物をやめれば、脳は元に戻る？
引き続き、廣中先生のお話を聞きます。

「人間の身体には恒常性の維持、つまり『なるべく同じ状態を保とうとする』システムがあります」

　たとえば同じ種類の薬物が何度も入ってくれば、その効果を打ち消して、薬物がなかったときと同じ状態にしようとする方向にシステムが働くのだと、先生は説明を続けます。

　肝臓では、その薬物を分解する酵素がたくさん作られるようになります。そして脳では、その薬物が作用する受容体の感度を落とします。——こうして、同じ量の薬物では効果を感じなくなる「耐性」が生じるのです。

◆快感のあと気分が落ちこむわけ

　さらに、依存性が認められる薬物はほとんど全部、脳内で効果が弱くなって消えていくのとほぼ同時にＣＲＨというホルモンの放出が起きることがわかっています。

　これは、ストレス刺激に反応してコルチゾールの分泌を促す働きをします。コルチゾールはＰＡＲＴ２にも登場しまし

たが、ストレスによるダメージから回復するためのホルモンです。ところがそのコルチゾールの分泌を促すＣＲＨホルモン自体に、不安や抑うつを引き起こす効果があるのです。

つまり、いったん薬物の作用で気持ちよくなっても、そのあとで気分を落ちこませるしくみが脳内で働くということ。

「これも恒常性を保つ働きのひとつですが、問題は、アルコールや薬物使用を繰り返すうちに、上下の波がだんだん下向きに引っぱられていくことです。最初のうちは薬物でハイになったとしても、その後にはＣＲＨが働いて落ちこみが来ます。この状態で薬物を使うと、一時的にはハイになりますが、そもそも出発点が最初より落ちこんだところにありますから、最初と同じような快感というかハイの感じはありません。それでもその後には落ちこみが来ます。これを繰り返していると気分の安定ラインはどんどん不快なほうに落ちていくでしょう。まさにデフレスパイラルです」

◆制御系の「とらわれ」

しかも最近の研究では、波が下の状態にある、つまり全体的な気分が落ちこんでいるときほど、ネガティブな感情に過敏になる、という説が提起されています。怒り、悲しみ、寂しさなどが、客観的にはごく小さなものであっても、本人にはひどく耐えられないほどの苦痛になるのです。
「この過敏性には、ハイパーカティフェイアというギリシャ語の難しい名前がつけられているのですが、これがますますデフレスパイラルを増強していると考えられます」

ネガティブな感情から逃れようとしてアルコールや薬物を

使ったのに、ますますネガティブな感情から逃れられなくなる……という悪循環にはまっていくのです。ごく小さな怒りの感情も抱えきれずに爆発してしまったり、かすかな不安であっても居ても立ってもいられなくなったりします。

「誰でも経験することがあるような寂しさが、死にたいほど苦痛になり、酔った状態で誰彼かまわず電話するけれど、寂しさは増すばかり……。こんなふうに、下振れの時の小さな苦痛の増幅具合がひどくなるんです。苦痛から抜け出すために、再び飲む、ということになるんですね」

　ここにかかわっているのが、ＰＡＲＴ３で登場した「制御の脳」です。前頭前野を頂点とするシステムが、「このつらさを何とかしよう」と必死にコントロールに努めた結果、どんどんおかしなことになっていきます。
「ギャンブラーの思考も、本人としてはあくまで論理的、理詰めのつもりなんだと思います。『チマチマやっていても追いつかない。ここで一発逆転だ！』と、熱くなって必死に何とかしようとしているんですね。ところがその制御のシステムが、ひとつのことにとらわれて、ズレているんです」
　こうして、依存は進行していきます。

　なお最近、ハイパーカティフェイアの研究に大事な新しい考え方が加わったそうです。薬物の影響下で起きるのと同じような気分の下振れが、もっと長期的な、心の発達の過程でも見られるというのです。

「たとえば子どもの頃から、がんばってもほめてもらえなかっ

たり、無視されたりといった傷つき体験を繰り返すとします。そうすると気分は落ちこみますね。何とかしようとがんばるけれども、やっぱり報われない。そんな中で数年、あるいは数十年かけてハイパーカティフェイアが進行していき、怒りや悲しみなどのネガティブな感情に過敏になっていくという考え方です。それだけ依存のリスクも高まります」

◆ 2つのルートの記憶

　もうひとつ、依存症にかかわる重大な要素として「記憶」があります。
　ここで廣中先生は、動物実験の話に戻りました。
「ラットの海馬には何万個もの神経細胞がびっしりと並んでいます。ラットが歩いているとき、この何万個もの神経細胞が一斉に、きれいな波のような脳波を出すんですよ。この波の役割は何かなあと思ったら、歩きながらくんくんと匂いを嗅いで情報を集めているんですね」

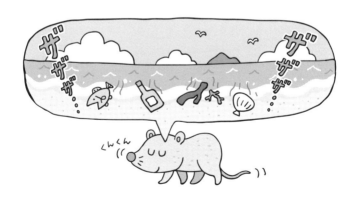

海の波によってさまざまなものが海岸線に打ち寄せられるがごとく、波とともに周囲の情報が集められていくイメージだと先生は語ります。

何かを経験したとき、そこに見えていた景色や、聞こえていた音、そのとき感じていた気分……全部を寄せ集めて、記憶が作られていくのです。

「問題はここから。人が飲酒したとき、ドラッグを使用したとき、ギャンブルやリストカットしたときも、周囲の環境やそのときの自分の気分と一緒に記憶が作られます」

ここでいう「記憶」とは、つまり「脳の神経同士のコネクション」のこと。

海馬や扁桃体を介して側坐核へと至るルートに、見たもの、聞いたこと、感じたことを織りこんだ薬物の記憶が刻まれていくのです。これは「連合記憶」と呼ばれます。

酒や薬をやめようと思っても、この連合記憶を構成するほんの小さな断片が刺激されただけで、渇望が引き起こされます。それはたとえば焼き鳥屋の赤ちょうちんかもしれないし、怒りや悲しみなどの感情かもしれません。

記憶のルートはもう一つあります。それは「習慣記憶」と呼ばれるもの。側坐核から**背側線条体**を通る記憶回路で、無意識のうちに飲んでしまった……というような行動の自動化にかかわっています。

こうして強迫的なパターンが作られ、その行動が繰り返されるごとに、神経のコネクションはさらに強められていきま

す。つまり伝達効率が向上し、狭い道が広くなるように、情報が通りやすくなるのです。

「そうなると、ごくささいな刺激でも、システム全体が起動します。だから依存から脱するのは難しく、再発が起きやすいのです」

◆ 新生する細胞、修復される回路

依存に陥った脳では、デフレスパイラルが制御システムのとらわれを招き、さらに連合記憶と習慣記憶によって神経同士のコネクションが強まっている——。

こんな大変な状態にもかかわらず、断酒・断薬して回復を続けていく人たちがたくさんいます。そこには、どんな奇跡が起きているのでしょうか。

「実際のところは、わかりません。ただ少なくとも言えることがあります。神経系はどんどん変わっていく。脳には、変わる力があるのです」

アルコールの場合、長期の習慣飲酒によって脳の萎縮が年齢の平均より早く進むことがわかっています。

「これは神経細胞が死んでしまった可能性もあるけれど、それよりも主として、神経のコネクションがすり減ったような状態だと考えられています」

このコネクションは、断酒によって回復します。その回復スピードは脳の部位によってそれぞれ異なってきますが、最近の研究では断酒後わずか2週間ほどで、場所によっては回復のきざしが見えてくるというのです。

「さらに、たとえ神経細胞が死んでしまったとしても、機能

45

的な修復は可能です。神経細胞というのは、どこかが脱落しても、別の場所がその機能をカバーするだけの余裕をもって作られているんです」

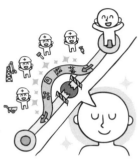

◆アクセルとブレーキの調節

　脳の研究と並行して、依存症に対する薬物療法の可能性も広がってきました。
　2013年に日本でも承認された断酒補助薬アカンプロサート（レグテクト®）は、グルタミン酸の受容体に作用する薬です。
　ＰＡＲＴ３にあったように、アルコールはＧＡＢＡとグルタミン酸に作用します。ＧＡＢＡは神経活動のブレーキ役、グルタミン酸はアクセル役です。アルコールはこのブレーキを強め、アクセルを弱めます。長い間この状態が続くと、脳は恒常性を維持するため、ＧＡＢＡのブレーキを弱く、グルタミン酸のアクセルを強くします。
「そこでお酒が切れるとどうなりますか？　ブレーキが弱く、アクセルが強いから、暴走しますね。アカンプロサートは、この暴走を止めるのです」
　一方、2019年に承認された飲酒量低減薬ナルフェメン（セ

リンクロ® ）は、アカンプロサートとはまったく違うメカニズムの薬です。

「ナルフェメンの作用点は、欲求の脳です。側坐核やドーパミンに代表される報酬系のルートが、アルコールの『良さ』を感じる力を弱くします。つまり飲酒による気分の振れ幅を小さくして、減酒に役立てようというわけです」

　ただし、これには注意が必要だと廣中先生は話します。長年の習慣飲酒ですり減った「脳の神経のコネクション」は、断酒によって回復することがわかってきていますが、減酒では回復が見こめない可能性が大です。

「ナルメフェンが脳に与える影響の論文はいくつかありますが、ナルメフェンで減酒したことが脳の回復を促した、というストーリーのものは、私が見る限り、ありません。このストーリーが成り立つか、正直言って難しいと思います」

　というのも、ナルメフェンの効果を実感するためには「この薬を飲んだ後で飲酒する」ことが必要で、そうすると「以前ほどいい感じがしない」とわかるのだとか。

「つまり、この薬は脳のコネクションに変化が起こってしまった方、すなわち断酒が必要な方には向いてないのです」

　他にもアルコール以外の薬物への依存を含めて、開発中の薬は多くあり、国内外で基礎研究が進んでいる薬は、およそ20種類にもなるといいます。

◆人の中でこそ、できること

　ここで、廣中先生は大切なことを付け加えました。

「いずれにせよこうした薬は、私たちが身体の中にもともと持っている化学物質の力を、強くしたり、弱くするものです。つまり、アクセルかブレーキのいずれかであって、ハンドルがありません。いくらアクセルとブレーキを調整しても、ハンドルがなければ車はどこへ行くかわからないですよね」

　ハンドル……つまり自分はどこへ向かおうとするのか、どう生きていくのか、ということです。それは誰かの言葉がヒントになるかもしれないし、誰かの生き方がお手本になるかもしれません。

「脳のリハビリは、一人でできるものではなく、人間に囲まれてこそできることだと思うんです」

　人間の脳がこれだけ巨大化したのは、社会生活を営むためだと言われます。

「人を依存や嗜癖に追いこむのは人。薬物やギャンブルはお芝居の大道具にすぎません。演じるのはあくまで人間です。けれども、新しく生き直す手助けをしてくれるのも人です」

　人の脳は、そもそも一人で生きるようにはできていないのです。だからこそ依存症の回復にあたっても、同じ課題と経験を共有する仲間たちの「自助グループ」が、大きな意味を持ちます。

「回復というと元に戻ることですが、戻るべき幸せな記憶がない人も多いでしょう。信頼できる人と出会う中で、新しい記憶ができていくことが大切ですね」

　しらふの一日、一日が、脳に刻まれていく——。その中で誰かと触れ合った体験、共感が、脳を新生させていくのです。

PART 5
トラウマの連鎖を防ぐために

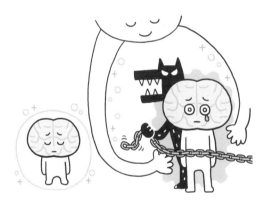

【監修 友田明美】

ＰＡＲＴ１、ＰＡＲＴ２では、虐待が子どもの脳をどのように傷つけるかを探りました。

ＰＡＲＴ３、ＰＡＲＴ４では、そうした傷つきがやがて依存症へとつながっていくしくみが見えてきました。

＊

ところで依存症者のいる家庭では、面前ＤＶをはじめ子どもの脳が傷つくような場面が起こりがちです。その子どもが大人になると依存症のリスクがある……。つまり「世代連鎖」は、脳から見ても言えることなのです。傷の連鎖を防ぐには、親へのサポートが欠かせません。

＊

ここで再び、友田明美先生に登場していただきましょう。研究者としての顔とは別に、子育てに悩む親をどう支援するか、診察室での実践を中心にお伝えします。

　友田明美先生は、福井大学医学部附属病院「子どものこころ診療部」部長として、発達障がいを持つ子どもや、愛着障害の子どもたちの診療に取り組んできました。

　発達障がいでも愛着障害でも、診療の上で共通すること——それは、子どもへの治療や支援と並行して、親など養育者へのサポートが欠かせない、という点だと先生は話します。

「たとえば発達障がいを持つ子どもは、親にとって『育てにくい』面があることが多いです。どうしてよいかわからずに、きつく叱ってしまったり、手を上げてしまうことも起きるかもしれません。けれども、そんなやり方ではダメですと責めたり、問い詰めたりしても、親が行動を変えることにはつながりにくいんです。だから私は、診察室では『虐待』という言葉は使いません」

💙「愛着障害」という診断は告げない？

　ＰＡＲＴ２で、発達障がいと愛着障害との違いを説明しました（23ページ）。ごく簡単に言うと、発達障がいは生まれつきの脳の特性であり、愛着障害は養育者からの虐待が背景として考えられます。両者を見分けるためのポイントもいくつかあります。

　けれど、「実際の診断はそんなに簡単ではありません」と友田先生は言います。

　そもそも親に向けて話すときに、発達障がいと愛着障害を区別することは必ずしもしていないそうです。

　えっ、どうして……？

「治療のチームや児童相談所など支援者の間では、情報をきちんと共有する必要があります。でも親に対して、愛着障害という病名を知らせることが役に立つかどうかです。たいていの場合は、『発達の難しさがあるから、親御さんだけでがんばろうとせずに、私たちと一緒にやっていきましょう』と伝えれば、それで十分なんです」

51

もしこれが小児がんだとしたら、薬物療法や放射線療法、手術など、治療を進める上でも親がきちんと事実を知ることが欠かせません。けれど「愛着障害に効く薬」は存在しないのです。いわば対症療法として、行動上の問題を改善するために発達障がいの薬を使うことはよくあり、実際に両者の重複診断もめずらしくありません。

「でも根本にある愛着の問題を扱っていくには、親が『助けを求めてよいのだ』と思えることが何より大事です。だから親を責めないことが大前提。責めたら、親は孤立してしまいます。子どものためにも、それは一番避けなければいけないことです」

♥「マルトリ」を広めたい

　虐待という言葉の代わりに、友田先生が広めている概念が「マルトリートメント」、略してマルトリ。不適切な養育、避けたい子育て（かかわり）を指す言葉です。

　子育てに関する講演などでも、マルトリという概念で説明するそうです。というのも、虐待という言葉の持つ強烈な響きはどうしても、「私は虐待なんてしていない」「そんなの私には関係ない話」という反応を招きがちだからです。

　マルトリは虐待に比べて、責める・断罪するといったニュアンスはなく、子育てに困っている、という面に注目しています。

「虐待とマルトリートメントはどう違うのか？　と質問を受けることもありますが、指している状態そのものは、ほぼ同じと考えてください。マルトリは虐待より軽度だとか、マル

トリなら許されるということはありません。けれど実際、マルトリが一切存在しない養育や教育・保育の場はほとんどないでしょう。肝腎なのは、小さなマルトリの時点で気づいて引き返せることです。マルトリだと気づかずに、あるいは認めることができずに、そのまま継続させ悪化させてしまう事態を避けることが大事なんです」

　だからこそ、多くの大人たちに「自分の問題」という当事者意識を持ってほしいのだと、友田先生は話します。

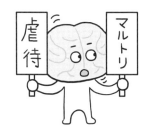

　マルトリは誰にでも起こり得る、というのは先生自身の実感でもあります。
「私も２人の娘が小さい頃、不適切なかかわりをしたことがあります。仕事と子育ての両立が大変で、精神的にもギリギリだったんですよね……。もしそのときに、あなたのやっていることは虐待だ、と言われたら、傷ついて、さらに追い詰められていたと思います」

　だからこそ診察室では、決して養育者を問い詰めることなく、まずは「お母さん、今まで大変でしたね……」「一人でよくやってきましたね……」のように共感することから始めています。

「そうすると、『実は私、子どもを叩いてしまうんです』と堰を切ったように話し始める方もいます。『どうしたらいいのかわからない』と泣きながら訴える方もたくさんいます。『大丈夫ですよ。私も、いろいろやらかしてきましたから』と声をかけたりします」

🤍マルトリの世代連鎖

　こうして信頼関係ができてから「ところで、ご両親の子どもの頃って、どうだったんですか」のように聞いていくと、親自身が深刻なマルトリを受けて育っている場合が少なくありません。
「マルトリは世代連鎖します。でもそれは、遺伝ではありません」
　友田先生はそう言って、2つの動物実験を紹介してくれました。

　ひとつはカナダにおけるラットの研究です。
　子育てが苦手な母ラットのもとで適切な養育を受けなかった子ラットは、ストレス脆弱性が生じ、親になったとき我が子を養育しませんでした。けれど、この母ラットから引き離して、子育てが上手なラットから適切な養育を受けた子ラットには、ストレス脆弱性は生じなかったそうです。

　もうひとつはアメリカでのアカゲザルの研究。
　母ザルから殴られたり蹴られたり噛まれたりして育ったメスの子ザルは、自分の子どもにも、同じような行為をしました。一方、不適切な養育を行なう母ザルから早い時期に引き

PART5 | トラウマの連鎖を防ぐために

離して別の母ザルに養育させたところ、子ザルは養育ができる母ザルに成長したのです。

「子どもを養育する能力は遺伝で決まるのではなくて、環境や経験によって培われるものだ、ということなのです」
　私たち人間の場合も、子ども時代に暴力や暴言の中で育っていると、自分の受けてきた扱いがいわば当たり前になっています。暴力や暴言以外に、問題に対処する術を持っていなかったりするのです。そうすると、親になっても、子どもをどうやってほめればいいのか、どうやって叱ればいいのか、わからなくてもしかたありません。
「親自身も、誰かから認めてもらったり、ほめられた体験が不足しているのですから。だから私は、親たちのいいところを見つけては、積極的にほめています。すると、だんだんと親もそれをまねして、子どものいいところを見つけてほめることができるようになるんです」

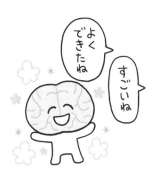

🤍学んでいなかったことを身につける

　受診中の親を対象に心理士が実施しているペアレント・トレーニングのプログラムでも、「ほめる」ことは大事なトピックのひとつだといいます。

　ペアレント・トレーニングはアメリカやイギリスを中心に発展したもので、当初は自閉スペクトラム症やＡＤＨＤなど発達障がいの子どもを持つ親を対象に導入されましたが、今では子育てに悩む親に広く活用されています。

　具体的な場面をもとに、子どもに対する適切な行動を学んでいくのが特徴です。

「ほめ方にしても、子どもに直接、よくできたね、のように言うのはもちろんですが、さらに効果的な方法があります。たとえば子どもがいる部屋で、父親に向かって『この子が今日、こんなお手伝いをしてくれたのよ。すごい進歩でしょう。うれしかったわ』のように言うのを、間接的に子どもに聞かせるんです。これを『耳打ち効果』と言います」

　愛着障害の治療としては、トラウマ処理や愛着形成のための心理療法、プレイセラピーなどによる自己治癒力の活性化、必要に応じた薬物療法などが挙げられますが、それにもまして親へのサポートは重要で、親自身の変化が子どもの変化につながっていくことを、友田先生は臨床の中で実感しているそうです。

56

PART5 | トラウマの連鎖を防ぐために

♥ストレスがたまるとSOSが出せなくなる？

ここで、マルトリのリスクは誰にでもあることが実感できる研究をご紹介しましょう。

福井大学「子どものこころの発達研究センター」で友田先生のグループが2015～16年に行なった、母親の抑うつ度と脳活動の関連を調べる研究です。福井大学医学部附属病院の地元、永平寺町の一般住民に協力を募ったもので、対象は0歳～6歳の子どもを持つ母親30人です。

この母親たちに、パソコン画面で「目の画像」を見てもらいます。さまざまな表情を浮かべた人物の顔写真から、目の部分だけを切り取ったものです。

さて、この人物はどんな気持ちでしょうか？　怒り・悲しみ・喜び・困惑……などを、それぞれ二択から選んでもらう課題ですが、注目するのは正解率ではありません。課題に取り組んでいるときの脳の活動をfMRI（機能的磁気共鳴画像法）で測定し、抑うつ度との関連を調べたのです。

その結果、ベック抑うつ質問票（世界的に最も広く使用されている自記式抑うつ評価尺度）の点数が高い人ほど、右脳の**下前頭回**の活動が低下していました。この部分は、理性をつかさどる前頭葉の中で「社会脳」とも呼ばれ、共感性をつかさどっています。

「ここからわかるのは、親に限りませんが、抑うつ的になると相手の気持ちを推測したり共感する脳の働きが低下する、ということです」

社会脳の働きが低下すると、周囲とのコミュニケーション

が難しくなります。相手の表情を読む力と、社会性、共感、ＳＯＳを出すこと……これらはすべて連動しているのだといいます。

　たとえば姑との関係や夫婦関係など、ちょっとしたストレスが蓄積することで、社会脳の働きが低下し、それにより援助希求の能力が下がる可能性があることが明らかになりました。つまり、人はまさに助けが必要な状況で、助けを求めることが難しくなりがちなのです。

　ちなみに、大人の目ではなく「子どもの目の画像」から感情を読み取る課題では、抑うつ気分による下前頭回の活動低下は見られませんでした。
「ちょっとホッとする結果です。大人の気持ちは読めなくても、子どもが泣いたり笑ったり、助けを求める表情には、何とか対応できるということですから」
　ただし、うつ病の母親では、子どもの表情を認知する能力もかなり落ちるといいます。
「こうなると、周囲も気づきやすいかもしれません。でも私が強調したいのは、一見ちゃんと子育てができている親でも

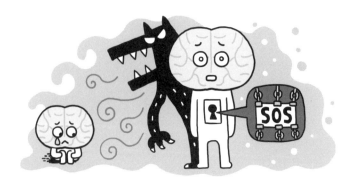

PART5 | トラウマの連鎖を防ぐために

リスクはある、ということです。この人は大丈夫、と思っても、誰だって一過性に気分が落ちることはあります。そんな時に限って援助希求が難しくなるので、さらにストレスがたまります。ましてや自分自身が被虐待経験を持っていたりすると、よけいにSOSが出せません。結果的に、深刻な虐待につながる可能性もあるのです」

🩵「子どもは家庭で育てるもの」という誤解

　子育てがうまくいっていないとき、周囲が早く気づいて声をかけることが、助けになります。けれど実際には、核家族化や「ご近所」との関係が薄くなる時代の変化とともに、親の「孤立」が進んできました。
「そもそも人間は『共同繁殖』の動物で、太古の狩猟採集生活の頃から、共同体が子育てを担ってきました。つまり、両親以外の血縁・非血縁の多くの人たちが子育てにかかわっていたのです。ところが明治以降の近代化と、民法制定で家長を頂点とした家族制度が整えられたことによって、共同体による子育てが社会の中から徐々に消えていきました。子どもは家庭で主に母親が養育するもの、という考え方が定着したのです」

　友田先生は今、人類の歴史から見ればむしろ本流であるはずの「共同での子育て＝とも育て®」のメリットを実証する研究に取り組んでいます。（※）
　まだ途上ではありますが、祖父母が子育てに参加していたり、保育園や学童保育などで親以外の大人がかかわっているなど、養育者の数が多い子どもほど働きが活発となっている

59

脳内の部位が見つかりました。

　集中力や実行機能などにかかわる「上頭頂小葉」と、情動
のコントロールや動機づけに関係する「前頭眼窩野」です。

「先行研究がないので脳全体を調べまくって、共同での子育
てが子どもの脳によい影響を及ぼすというエビデンスの一端
を見つけたところなんです。まだ一端ではあるけれども、若
い人にもぜひ知ってほしいと思います。なにも24時間、親
が子どもを見ていなければならない、なんていうことはまっ
たくありません。むしろたくさんの人に育ててもらうほう
が、子どもにとってもいいんです」

　今後さらにエビデンスを蓄積していくことで、「子育ては
親だけがするもの」「幼いうちから親以外の人に預けると愛
着がうまく形成されない」などといった世間の思いこみが変
わっていってほしい、と友田先生は話します。

「私たちは2009年に、厳格な体罰が子どもの脳を傷つける
こと、それが将来さまざまな問題行動のリスクにつながりか
ねないことを発表しました。それから11年かかって2020
年4月にようやく、家庭での体罰を禁止する改正児童虐待防
止法と改正児童福祉法が施行されたんです。エビデンスの蓄
積はサイエンスになって、世の中のモノの見方を変えていく
ことができます。時間はかかっても、小さなステップを積み
重ねていくことが大切だと思っています」

※とも育て®は、福井大学の登録商標です。

エピローグ
傷ついた脳は回復できるのか？

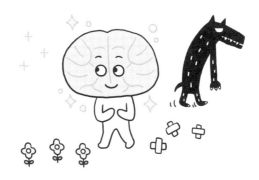

【監修 友田明美】

最後に、遺伝子の世界をのぞいてみることにしましょう。エピジェネティクスという新しい研究分野です。遺伝子というと「生まれつき」の話と思いがちですが、子ども時代の環境が、遺伝子の働きを左右するらしいのです……。

💟DNAの鎖がほどけない！

　友田先生のグループが行なった、虐待と「DNAメチル化」についての研究をご紹介しましょう。

　DNAメチル化とは、遺伝子研究の新しい分野である「エピジェネティクス」の一大トピックです。……と言っても、あまりに耳慣れない言葉ばかり続いて「？？？？？」かもしれません。

　エピジェネティクスを思い切り砕いて説明すれば、「子ども時代の過酷な環境が、大人になってからの生きづらさにつながるしくみ」を解明してくれる可能性がある学問です。

　遺伝子の配列は、生まれつき決まっています。ただし、それがいつ、どんなふうに発現するかは、環境に左右されます。同じ遺伝子研究でも、この環境要因に着目するのがエピジェネティクスという分野なのです。

　そもそも遺伝子を構成するDNAの鎖はとても長いので、細胞内に収まるようパタパタ折りたたまれていて、これが必

要なとき必要な場所がほどけることで、遺伝子が働くようになっています。

　ところが「メチル化」が起きると、その場所のＤＮＡがギュッとたたまれたままになって、遺伝子の発現に必要なたんぱく質が近づけません。言ってみれば、遺伝子のスイッチがオフになってしまうのです。

　いったんメチル化すると細胞分裂の際にも引き継がれるので、一般的に言ってメチル化は加齢により進行していきます。

　さて、ここからが本題です。

　信頼や愛情などにかかわる「オキシトシン」というホルモンがあります。そのオキシトシン遺伝子のＤＮＡメチル化について、友田先生のグループが研究を行ないました。

　虐待を受けた経験がある子ども25人と、その経験がない子ども31人の頬粘膜を採取して、ＤＮＡメチル化解析を行なったのです。

　虐待を受けた子どもでは、脳の灰白質の容積が低下しているとともに、オキシトシン受容体のＤＮＡの一部で、虐待を受けていない子どもよりメチル化がぐっと進んでいました。

　叩くなどの身体的虐待を受けた子どもでは、さらにメチル化の程度が大きいことがわかりました。

　友田先生はこう話します。

「脳内でオキシトシンが働かないということは、子ども時代に親との愛着形成が難しいだけでなく、大人になってからも、人が信頼できない、安定した人間関係を築きにくい、といった困難につながるのです」

脱メチル化という希望

　オキシトシン遺伝子のスイッチがいったんオフになってしまったら、もう一生、人との安定した関係が作れないということなのでしょうか？
「すごくいい質問ですね。オランダでの最近の研究で、トラウマによるＤＮＡメチル化は『可逆的』であることがわかりました。つまり、ダメージからの回復が可能なのです。これはぜひとも伝えておきたい、大事なポイントです」

　メチル化によってスイッチがオフになった遺伝子が、再びオンになることを、「脱メチル化」といいます。
　2019年、オランダで退役軍人を対象に行なわれた研究で、トラウマから癒されることによる脱メチル化が実証されました。
　戦争の体験でＰＴＳＤとなり、ストレス感受性にかかわるＤＮＡのメチル化が進行していた患者のうち、トラウマ治療（トラウマ焦点化認知行動療法やＥＭＤＲ）によって緩解した人では、脱メチル化が起こって、一般人とほぼ変わらなくなっていたのです。
「適切な治療や支援、心のケアによって、信頼をつかさどる遺伝子のスイッチがオンになることが示されました」

　傷ついた脳は回復できる──それを明らかにする研究成果が、少しずつ積み重ねられています。
「とても身近な例を挙げれば、高齢者が脳卒中で動けなくなっても、リハビリによって機能が回復するでしょう。それ

はまさに、脳がしなやかな復元力を持ち、混乱した配線も修復可能であることを示しています」

　愛着障害の子どもの脳活動が回復したことを示すデータも得られつつあります。
　変化が見られた部位のひとつは、**腹側線条体**（ふくそくせんじょうたい）といって、成功体験や意欲などにかかわっています。
　ＰＡＲＴ２の最後に登場した研究のように、愛着障害の子どもはゲームの「ごほうび」に対する反応が見られません。けれど、ある子どもの場合、ペアレント・トレーニングなど親への支援が行なわれたことで、わずか７ヵ月で腹側線条体の一部の血流が増加し、「ごほうび」への反応を示すようになりました。
「子どもの脳は発達途上にあって、やわらかいのです。だからこそ、傷つきやすいのと同時に、回復と成長の可能性も大きいと言えます」

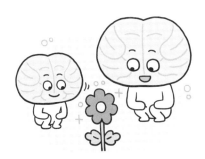

　子どもだけではありません。こうして子どもが変化していくと、親も自信をつけて、変わっていきます。

回復するのに、遅すぎるということはありません。

　子どもでも大人でも、トラウマによる傷つきから回復するのに必要なことは、基本的に同じです。

●**安心・安全な環境**
●**自分に起きていることの理解（心理教育）**
●**過去の体験と感情を安全な場で表現する**
●**健康に生きるスキルを学ぶ**

「もちろん支援は少しでも早いほうがいいし、脳が傷つく前に予防できるのが一番です。それでも、大人になってからでも環境や体験、ものの見方や考え方が変わることで、脳も変わっていきます。脳の傷は決して、治らない傷ではありません」

友田明美　プロフィール

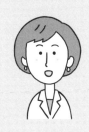

小児神経科医。医学博士。
熊本大学医学部から同大学大学院へ。
研修医時代、全身にタバコによる火傷の跡がある子どもが脳内出血で救急搬送され、3日間寝ずに看病したが救命できなかった経験から、「虐待と脳」を研究テーマと定めた。
2003年、米ハーバード大学客員助教授。2006年、熊本大学准教授。2009～11年、2017～19年に日米科学技術協力事業「脳研究」分野グループ共同研究日本側代表を務める。
福井大学子どものこころの発達研究センター教授。福井大学医学部附属病院子どものこころ診療部部長兼任。

廣中直行　プロフィール

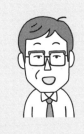

神経精神薬理学・医学博士。
山口県生まれ。東京大学文学部心理学科卒業、同大学院人文科学研究科博士課程単位取得退学。埼玉医科大学で医学博士に。実験動物中央研究所研究員、理化学研究所脳科学総合研究センター研究員などをへて、2005年より科学技術振興機構（ERATO）下條潜在脳機能プロジェクトにて薬物依存の研究に携わる。
脳と薬物依存に関する著書多数。日本アルコール・アディクション医学会に所属。
2022年度より東京都医学総合研究所の研究員を務めるとともに帝京大学文学部でも教鞭をとる。

友田明美先生からのメッセージ

　季刊『Be!』の特集で、廣中直行先生と初めてタッグを組ませていただいたのが９年前。脳という共通のフィールドでそれぞれ取材を受け、私が「子どもの心の発達」、廣中先生は「依存症」についてお話をされました。今回は双方がその後の研究成果をプラスしての単行本化となります。

　マルトリ（避けたい子育て）の影響を受けて愛着障害を持つ子どもは、「報酬系」と呼ばれる脳のしくみが低い反応を示すことがわかっています。こうした子どもたちは将来、場合によっては「苦しみに対処する手段」として薬物などに依存していくリスクがあるかもしれません。実際、依存症の背後には、しばしば苦しみやトラウマ（小児期のマルトリ経験）が横たわっているのです。

　しかし、依存は私たちの苦しみから逃れる一時的な解決策にすぎず、その後にはさらなる苦しみや問題を引き起こす可能性があります。苦しみを抱えたまま親となり、トラウマが次の世代へと連鎖することも起きています。こうした連鎖を防ぐ大切さ、子どもも大人もトラウマによる傷つきから回復していかれること、それが本書でお伝えしたかったことです。

　子どもの心の発達のしくみについては、まだ解明の途上にあります。依存症に関する研究も、未解決の課題が多く残っているようです。けれどいずれの分野も、徐々にエビデンスがそろいつつあります。こうした研究にもとづく理解が、私たちの未来に光を当てることができればと願っています。新しい知識は、正しい対応策を生み出すための強力な道具となるのです。

◆ 廣中直行先生からのメッセージ ◆

　脳のお話は難しかったでしょうか？
　解剖学や生化学の言葉は耳慣れないから難しく感じますね。でもゆっくり読み解いていくと実は単純なことを言っています。たとえば「前頭前野背外側部」、聞いただけで下を噛みそうですが、とりあえず「前頭前野」はアタマの前のほうですね。続く「背」というのは、私たちのご先祖が四つ足の動物だったときの名残で体の上のほうという意味。「外側」は体の左右に展開。こう考えるとだいたいどこらへんかわかります。
　私たちは依存症をどうにかして科学の問題にしたいと思っています。科学の言葉は立場の違う人にも誤解なく伝わりますから。けれども、そうするためには現実の出来事を何とかして実験の世界に移し替えなければなりません。友田先生はその名人です。「そういうやり方があったのか。なんで思いつかなかったんだろう」とハッとすることばかり。
　ただし、私たちの仕事は実験して論文書いて終わり、ではありません。生きづらさを抱えて悩んでいる人のために少しでも役に立ちたい。
　アディクションの当事者さんたちは、まわりの人間同士の何かのバランスを保つために自分が苦しんでいる。私はそのしくみを明らかにしたい。
　それが小手先の対策ではなく、根本的に人々を救うために役立つ。私はそう信じています。できれば皆さんと一緒に信じたいです。

この本に出てくる脳の部位（表面図）

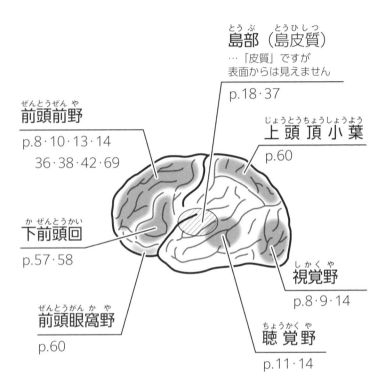

エピローグ | 傷ついた脳は回復できるのか？

この本に出てくる脳の部位（断面図）

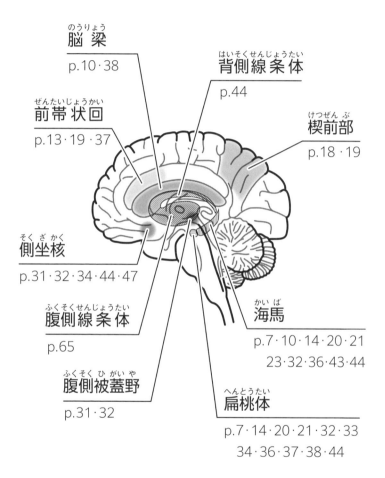

※この図は顔の中心から縦割りにしたものですが、
　実際にはすべての構造がこの断面に見えるわけではありません。

作成協力：廣中直行

71

アスク・ヒューマン・ケアは、特定非営利活動法人
ASK の事業部として、出版・通信講座の運営・研修
などを行なっています。

ホームページ　https://www.a-h-c.jp/
ASK のホームページ　https://www.ask.or.jp/

アスク セレクション④
トラウマと依存症
脳に何が起きている？

2024 年 9 月 20 日　初版第 1 刷発行
監修　友田明美　廣中直行
構成　アスク・ヒューマン・ケア
発行者　今成知美

発行所　特定非営利活動法人 ASK
発　売　アスク・ヒューマン・ケア
〒 103-0014 東京都中央区日本橋蛎殻町 1-2-7-1F
電話　03-3249-2551　　URL https://www.a-h-c.jp/

印刷所　明和印刷

定価はカバーに表示してあります。
本書の無断転載・複写複製（コピー）を禁じます。
落丁・乱丁はお取替えします。

©ASK, 2024 printed in Japan